I0424757

This Journal Belongs To

____

www.ingramcontent.com/pod-product-compliance
Lightning Source LLC
Chambersburg PA
CBHW072057280526
45788CB00006B/2310
* 9 7 8 1 0 9 3 1 4 7 9 6 4 *